CONSIDÉRATIONS

SUR LA

PARALYSIE

GÉNÉRALE PROGRESSIVE.

LETTRE

A M. LE DOCTEUR PARCHAPPE

Inspecteur général de première classe du Service des Aliénés et du Service sanitaire des Prisons, Officier de l'ordre impérial de la Légion-d'Honneur, etc.

PAR

GÉRARD MARCHANT, D. M. P.

Professeur de Médecine légale à l'École de Médecine de Toulouse. Préposé responsable, médecin adjoint du quartier d'Aliénés de la Grave, membre de la Société impériale de Médecine et de Pharmacie de Toulouse, Membre correspondant de la Société Médico-Psychologique de Paris, et de la Société royale de Médecine de Lisbonne.

TOULOUSE

TYPOGRAPHIE DE BONNAL ET GIBRAC

RUE SAINT-ROME, 46.

—

1856.

CONSIDÉRATIONS

Sur la paralysie générale progressive.

A M. le Docteur PARCHAPPE,
Inspecteur général des asiles d'aliénés.

> « La raison ne doit pas seulement se laisser conduire au
> » gré de la nature comme par les lisières, elle doit quelque-
> » fois la forcer à répondre aux interrogations qu'elle lui
> » adresse ; car autrement les observations fortuites, faites
> » sans aucun plan arrêté d'avance, ne sont pas ramenées à
> » une loi nécessaire, comme la raison l'exige, et comme elle
> » en a besoin. »
>
> KANT.

Monsieur et très honoré maître,

Lors de votre dernier passage à Toulouse, vous voulûtes bien me permettre de vous dédier un travail sur la paralysie générale progressive. Les circonstances ne m'ont pas permis de réaliser toutes les espérances sur lesquelles je me fondais, pour solliciter l'honneur de vous adresser de nouvelles considérations sur un sujet qui a été pour vous l'occasion de nombreuses et d'importantes recherches (1).

A cette époque, en effet, j'espérais étudier l'étiologie de la paralysie générale progressive, et démontrer que ses diverses causes (2) avaient toutes pour premier effet une excitation spé-

(1) Parchappe, *Recherches sur l'encéphale, sa structure, ses fonctions et ses maladies*, Paris, 1838.

Parchappe, *Recherches statistiques, sur les causes de l'aliénation mentale*. Rouen, 1839.

Parchappe, *Traité théorique et pratique de la folie*. Paris, 1841.

(2) Les excès sensuels m'ont paru ainsi que vous l'aviez déjà signalé dans vos recherches sur les causes de l'aliénation mentale, les causes les plus constantes de la paralysie générale progressive.

ciale des fonctions nerveuses ; qu'à ce premier effet succédait un état congestif du cerveau ; que cette excitation nerveuse et cet état congestif d'abord légers et passagers comme les causes, sous l'influence desquelles ils se développaient, acquéraient, par la répétition de ces causes, une gravité de jour en jour plus grande : que, par exemple, l'excitation nerveuse se compliquait de troubles très sensibles dans les dispositions morales des individus, sans que, néanmoins, leur nature et leur durée permissent de leur assigner les caractères de la folie ; que l'état de congestion du cerveau s'accompagnait de douleurs gravatives légères, dans la région fronto-pariétale, d'une coloration de la face et même de l'une ou des deux sclérotiques ; que, dans les premiers temps de l'action des causes de la paralysie générale progressive, quelques heures de sommeil, une bonne alimentation, du repos, suffisaient pour ramener l'apparence d'un état parfait de santé ; mais que, l'action de ces causes persistant, leurs effets devenaient de plus en plus sensibles, laissaient des traces plus durables jusqu'à ce qu'enfin la maladie devînt manifeste.

Dans cette étude à laquelle je suis loin de renoncer, je me proposais de mettre en évidence un fait qui devient pour moi chaque jour plus saillant : c'est que, dans la paralysie générale, les troubles fonctionnels précèdent l'état de congestion du cerveau, de telle sorte qu'il serait permis de considérer les désordres anatomiques, qui dans l'état actuel de la science forment le caractère essentiel de la maladie, comme la conséquence d'un symptôme.

Je voulais rendre le doute impossible sur ce point, en constatant, par de fréquents exemples, que non seulement dans toutes les *attaques congestives* succédant à l'action des causes, l'excitation nerveuse se manifestait toujours la première, mais encore que cette dernière existait quelquefois sans aucune apparence de congestion.

Je voulais enfin signaler de frappantes analogies entre les symptômes prodromiques de la paralysie progressive, leur mode de manifestation, leur irrégularité, leur évolution et les symptômes si variés de la chlorose, de certaines formes de fièvres intermittentes, etc.; or ces analogies seraient devenues plus saisissantes encore, quand j'aurais démontré que, de même que dans la chlorose, les fièvres intermittentes, etc., les causes de la paralysie générale progressive étaient toutes des causes de dépression et de perturbation dans les fonctions nerveuses.

Si mon origine scientifique ne vous était pas connue, si vous ignoriez que j'ai toujours vécu dans des Asiles, où le nombre de paralytiques était considérable, et où des maîtres habiles pouvaient me diriger, je craindrais que la lecture de ce programme vous fît douter de mes connaissances sur la terrible et affligeante maladie dont je m'occupe. Mais je me rassure, monsieur et très honoré maître, car une expérience dont je conserve un reconnaissant souvenir m'a prouvé que vous respectiez, peut-être même trop, des opinions que vous ne partagiez pas. D'ailleurs, ce que j'appelle mon programme deviendra bientôt, je l'espère, un travail plus complet et je vous prie de réserver jusqu'alors votre jugement définitif. Toutefois, le sursis que je sollicite n'exprime pas la conviction d'avoir conquis une vérité absolue. J'ai constaté des analogies remarquables que je cherche à grouper et à coordonner utilement; j'ai entrevu un nouvel horizon qui me fait espérer un champ d'observations plus fertile, mais vers lequel je ne me dirige que par une marche lente, pénible, incertaine, qui m'oblige, pour ne pas m'égarer, à faire un appel à votre expérience.

Le travail que j'ai l'honneur de vous adresser fut lu à la Société impériale de Médecine de Toulouse, dans une de ses séances de l'été de 1854. Des circonstances presque impérieuses me décident à le publier sous une forme qui se ressent de la promptitude avec laquelle il fut conçu et rédigé. Le motif qui me l'avait d'ailleurs fait entreprendre, ne comportait pas des discussions qui seraient aujourd'hui essentielles et que je suis obligé d'ajourner. C'est ainsi que je débute, en professant que la paralysie générale progressive peut exister sans délire, tandis qu'Esquirol, Georget, M. Calmeil, etc., etc., l'ont considérée comme une complication de l'aliénation mentale et qu'elle constitue, pour vous et pour d'autres savants aliénistes, une forme distincte et spéciale que vous avez désignée sous le nom de folie paralytique.

Il me suffit de signaler cette lacune, et de me réserver de la combler dans une prochaine lettre, pour me permettre de compter sur votre indulgence et sur celle de mes lecteurs. D'ailleurs, je n'ai pas eu la prétention d'écrire une monographie; j'ai voulu signaler à l'attention de mes confrères, des faits qui me paraissent nouveaux, dont les conclusions qu'on peut en déduire, seront peut-être encore difficiles, mais dont la publicité peut répandre un jour nouveau sur la science.

La paralysie générale progressive (1) a été longtemps considérée comme une maladie particulière aux aliénés. Entrevue, signalée et soigneusement étudiée par les aliénistes, complétement méconnue par les anciens, cette affection n'obtint une place spéciale dans les cadres nosologiques qu'après la publication des travaux de MM. Delaye, Bayle et Calmeil, c'est-à-dire après 1826. Sa fréquence dans les asiles, sa coïncidence avec la folie, devaient tout naturellement la faire considérer comme une complication de l'aliénation, et telle fut en effet l'opinion longtemps partagée par tous les observateurs. Mais, dans ces derniers temps, un fait déjà entrevu par M. Delaye (2), en 1824, professé même dans sa clinique depuis 1830, a été irrécusablement démontré; c'est que la paralysie générale progressive constitue une maladie spéciale bien nettement définie, et qui doit être complétement séparée de la folie, au même titre que l'hystérie et l'épilepsie.

Dès l'année 1845, à l'occasion de communications faites dans le sein de plusieurs sociétés savantes de Paris (3), quelques praticiens émirent l'opinion qu'il existait des paralysies générales sans aliénation (Baillarger, Duhamel, Prus, Requin), et qu'il y avait une analogie entre la paralysie générale des adultes et la paralysie des vieillards. Dès-lors, l'éveil était donné et il ne fut pas difficile de trouver, dans les hôpitaux et dans la pratique civile, des cas de paralysie générale sans délire.

En 1846, M. Baillarger professait, dans ses leçons de clinique à la Salpétrière, que la paralysie générale précède presque

(1) Elle a été ainsi désignée, pour la première fois, par M. Requin (Élém. de Path., t. 2, p. 90. 1846.)

(2) Thèse pour le Doctorat. Paris, 1824.
La priorité de cette opinion appartiei incontestablement à M. Delaye , mais comme le médecin en chef de la Grave ñe l'a pas , lnéralisée dans sa thèse et que, depuis qu'il a nettement formulé cette opinion, il n'a été publié sur ce sujet aucun travail par lui ou par ses élèves, cette priorité lui sera contestée. Cependant, en lisant l'intéressant travail qui fut communiqué à la Société de médecine de Toulouse, par M. Popis, on constate que déjà, à cette époque, pour les élèves de M. Delaye, il était acquis que les lésions du cerveau qui provoquent la paralysie générale peuvent précéder la folie.

(3) Annales médico-psychologiques, tome 5, page 452, tome 7, page 298 et tom. 8, page 133.

toujours le délire, et il considérait comme exceptionnels les cas dans lesquels les symtômes se succèdent dans un ordre inverse. Cette opinion fut encore professée, dans cette même année, par M. Requin (1) qui, en parlant de la paralysie, s'exprime ainsi : « *Quelquefois on la voit aussi faire invasion chez des* » *personnes jusque-là saines d'esprit, et n'aboutir à la démence* » *confirmée que plus ou moins tard.*»

En 1847, M. Baillarger (2) publia, sur la paralysie générale, une note dont la conclusion consiste :

1° A regarder la lésion des mouvements comme l'élément primitif et principal ;

2° A faire de l'aliénation mentale un phénomène secondaire, existant le plus souvent, mais pouvant manquer dans un grand nombre de cas ;

3° A séparer complétement la paralysie générale de la folie et à la regarder comme une maladie spéciale et distincte.

En 1849, M. Lunier (3) a élucidé cette question dans un travail fort remarquable et qui résume parfaitement bien l'état de la science sur ce sujet. Ses opinions sont les mêmes que celles de M. Baillarger, dont il a été un des élèves les plus distingués. Enfin, plus récemment encore, M. Sandras a donné une description succincte de la paralysie générale progressive (4), de telle sorte qu'aujourd'hui cette névrose trouve un chapitre obligé dans tous les traités de pathologie et qu'il n'est plus permis de lui assigner une place exclusive dans les ouvrages spécialement consacrés à l'étude des aliénations mentales.

Les considérations, dans lesquelles je vais entrer, tendront encore à démontrer que non seulement cette maladie peut exister sans aliénation, mais qu'elle se manifeste, soit à l'état aigu dans le cours d'affections aiguës qu'elle complique, soit à l'état chronique.

Enfin, et c'est là le point capital de ce travail j'étudierai les analogies symptômatiques et les rapports que certaines formes de paralysie générale semblent présenter avec des affec-

(1) *Loc cit.*, page 90

(2) *Bulletin général de Thérapeutique,* n° du 30 juillet 1848 ; *Traité des affec_tions nerveuses.* Paris, 1850, 2 vol.

(3) *Annales médico-psychologiques,* tome 9, page 331.

(4) *Annales médico-psychologiques,* tome, 1, page 1 et 183.

tions qui sont d'une observation journalière dans les hôpitaux et dans la pratique civile.

M. Alexandre, âgé de 30 ans, d'un tempérament nerveux-sanguin, d'une sensibilité facile à s'exalter, fut atteint, dans les derniers jours de l'hiver de 1849, d'une affection rhumatismale aiguë. M. Alexandre attribuait cette maladie à l'imprudence qu'il commit étant en chasse, quelques jours avant l'apparition des premiers symptômes. Il pénétra, en effet, dans l'eau jusqu'à mi-corps pour atteindre une pièce de gibier qu'il venait de tuer. Il supporta l'humidité une journée entière; dès le soir même, il se sentit mal à l'aise, et, quelques jours après, il fut obligé de s'aliter.

M. Alexandre gardait son lit depuis trois jours, quand je fus appelé auprès de lui..

Je le trouvai couché sur le dos : sa figure était colorée et il accusait des douleurs générales très-vives, mais qu'il disait devenir atroces par moment en se localisant tantôt sur une articulation des membres supérieurs, tantôt sur une articulation des membres inférieurs, tantôt à droite, tantôt à gauche. D'ailleurs les moindres mouvements imprimés au malade, soit par les personnes qui le soignaient soit par les contractions involontaires des muscles, lui faisaient pousser des cris de douleur. Aussi le patient n'osait-il pas faire le moindre mouvement et demeurait-il autant que possible dans un état absolu d'immobilité.

Les diverses articulations de M. Alexandre, celles même dans lesquelles il éprouvait alors les plus fortes douleurs n'offraient pas de gonflement très-prononcé. Il devenait à peine appréciable dans les petites articulations des mains et des pieds, dont la peau était légèrement tendue, rouge et luisante. Mais tout le corps de M. Alexandre était endolori, il prétendait souffrir de tous ses muscles et de toutes ses articulations.

La peau du malade, quoique en général dans un état de moiteur, était brûlante; il avait son pouls assez variable, le plus habituellement irrégulier, dur et d'une fréquence qui variait entre 90 et 100 pulsations. Le cœur, qui battait avec force, n'a jamais présenté de symptôme qui pût faire croire, d'une manière bien évidente, à la coexistence d'une endocardite ou d'une péricardite, et son volume, examiné par la percussion, n'offrait aucune augmentation appréciable; d'ailleurs il n'existait pas de voussure. Par l'auscultation, je constatai que cet organe avait beaucoup d'impulsion ; ses battements me parurent plus superficiels, leur timbre était peut-être plus clair ; mais, malgré l'attention la plus soutenue et la plus prévenue sur l'existence de quelques bruits anormaux, je ne pus en reconnaître aucun. Ainsi donc il n'était pas possible de se prononcer en faveur d'une péricardite et l'on ne pouvait baser l'existence d'une endocardite que sur deux symptômes qui sont loin d'être pathognomoniques, les battements plus forts et leur timbre plus clair ; encore faut-il ajouter que M. Alexandre manque d'embonpoint, ce qui pouvait contribuer à me faire paraître les battements de son cœur plus superficiels et d'un timbre plus clair.

La famille de M. Alexandre m'apprit que, depuis la veille au soir, il survenait dans l'état du malade, à des intervalles très-variables, mais assez rapprochés, des exacerbations, pendant la durée desquelles il avait donné des signes de délire.

La vivacité des douleurs accusées par le malade, sa figure animée, ses paroles brusques, ses yeux brillants, quelques contractions spasmodiques des muscles de la face, des mouvements convulsifs de la lèvre supérieure, des soubresauts des tendons et surtout les renseignements fournis par la famille sur l'existence d'accès de délire, m'impressionnèrent péniblement et me firent craindre d'être en présence d'une maladie grave, à marche insidieuse et mal définie.

Je crus néanmoins utile de recourir à l'emploi des saignées. Mais ce fut avec les plus grandes peines que je pus parvenir à pratiquer cette opération à l'un des bras du malade qui poussa des cris affreux et qui eut une syncope, bien que 125 grammes environ de sang se fussent à peine écoulés.

L'état de syncope occasionné par la saignée ne tarda pas à se dissiper ; mais il fut remplacé par un accès de délire bien prononcé. M. Alexandre parlait, non seulement sans y être sollicité, mais en outre ses paroles étaient incohérentes. Les efforts tentés pour ramener son intelligence sur des objets raisonnables, devenaient le plus souvent inutiles, et lorsqu'on réussissait à 'fixer son attention, ce n'était jamais que d'une manière incomplète et pour quelques secondes.

Pendant cet accès, la figure de M. Alexandre était visiblement altérée.

Cet état persista, pendant une vingtaine de minutes, avec ses caractères bien tranchés; mais ces graves accidents s'affaiblirent insensiblement. Ils furent remplacés par une très-grande prostration, par un besoin de sommeil dont le malade était privé à cause de l'acuité de ses douleurs et enfin par une espèce de coma-vigil. Mais le phénomène qui me frappa le plus, c'est que M. Alexandre, qui avait eu jusqu'alors sa parole très-facile, présenta, dès la fin de l'accès, les symptômes de paralysie progressive particulière à cette fonction. C'était bien, en effet, cette même lenteur, cette même difficulté de prononciation de certains mots, de certaines lettres; cette hésitation, ce bredouillement qu'on observe chez les personnes atteintes de paralysie générale progressive.

Cet ordre de symptômes acquérait une nouvelle importance pour moi par leur coïncidence avec des mouvements convulsifs des muscles de la face, des lèvres; par les soubresauts des tendons et enfin par la persistance d'une céphalalgie dont M. Alexandre se plaignait depuis les premiers jours de sa maladie.

Que faire, quel traitement opposer à cette bizarre affection? J'attendis et je fis au malade de fréquentes visites.

Dans la soirée du même jour, c'est-à-dire cinq ou six heures après l'invasion du premier accès observé par moi et sans cause déterminante aucune, M. Alexandre retomba dans un état de délire. Ses idées témoignaient d'un désordre notable de l'intelligence, mais il n'était plus permis de méconnaître l'embarras de la parole dans sa parfaite ressemblance avec l'embarras des paralytiques.

Malgré le peu de temps qui s'était écoulé entre le premier et le second accès, je n'hésitai pas à les considérer comme de véritables accès rémittents à type sub-intrant et pernicieux. Étais-je dans l'erreur?

Quoi qu'il en soit, je ne fus plus embarrassé dans le choix du traitement. Je donnai la préférence au traitement par la quinine, qui m'offrait le double avantage d'être applicable au rhumatisme et de pouvoir combattre le phénomène qui, je le déclare, me paraissait le plus grave : l'accès.

Je prescrivis donc une potion de deux cents grammes, dans laquelle furent dissous deux grammes de bi-sulfate de quinine. Je fis prendre immédiatement le quart de cette potion au malade, en recommandant de lui donner le second quart deux heures plus tard, et enfin de fractionner le reste de la potion en cuillerées à bouche, à prendre d'heure en heure. Je visitai souvent le malade qui supporta parfaitement bien l'usage de la quinine dont il avait pris près de 4 grammes en vingt-quatre heures.

Vingt-quatre heures de ce traitement avaient suffi pour faire cesser le délire et diminuer l'embarras de la parole, pour calmer les douleurs rhumatismales, pour faire disparaître l'irrégularité du pouls et abaisser la température de la peau. Mais le malade ne pouvant plus avaler la potion sans une profonde répugnance, je la remplaçai par des pilules de cinq centigrammes, à prendre d'heure en heure, au nombre de trois. Le troisième jour du traitement, les mouvements des membres étaient des plus faciles, la douleur avait presque complétement disparu avec la rougeur et le gonflement articulaire des pieds et des mains. La dose de quinine fut diminuée, le malade n'en prit qu'un gramme en vingt-quatre heures. Le quatrième jour cette dose fut conservée.

Le cinquième jour, tout traitement fut suspendu, le malade se proclamait guéri ; il était au moins manifeste que sa convalescence était parfaitement établie.

L'observation qui précède et que j'ai cru devoir résumer en quelques mots, me paraît des plus intéressantes ; mais quel sera le diagnostic de l'affection qui en fait l'objet ?

Les causes connues assignées à son origine, les douleurs et le gonflement (bien que léger) articulaires, l'ensemble des symptômes généraux sembleraient concourir à faire considérer cette maladie comme un rhumatisme aigu généralisé. L'absence de gonflement considérable dans les articulations, les douleurs que le malade accusait, d'une manière constante, dans les parties musculaires des membres, tendraient au contraire à faire diagnostiquer un rhumatisme musculaire avec participation légère de quelques articulations. Enfin , on pourrait croire encore à la complication si funeste du rhumatisme par une méningite ; mais l'état d'irrégularité du pouls, la forme du délire et l'ensemble des désordres nerveux constatés, leur début brusque, imprévu, leur marche rapide accompagnée de moments de rémission incomplète, qui me parurent constituer de véritables accès à type sub-intrant, me permettraient, avec plus de raison, de classer cette affection parmi les fièvres rémittentes pernicieuses qui se développent dans le cours d'une affection aiguë, et qu'à cause de cela les auteurs désignent sous le nom de l'affection qu'elles compliquent. Ne serait-elle donc pas la fièvre pernicieuse rhumatismale des auteurs ?

Peu importe le nom qu'on voudra donner à cette maladie, mais ce qui est irrécusable, c'est qu'elle était caractérisée par deux ordres de phénomènes, des symptômes pathognomoniques de rhumatisme et des symptômes non équivoques particuliers aux affections dites à quinquina. Ce qui peut être affirmé encore, c'est la complication d'un état de délire survenant par accès et de symptômes tout à fait analogues à ceux qu'offrent, dans la paralysie générale progressive, l'articulation des mots et les contractions spasmodiques de certains muscles.

Il convient d'étudier maintenant les rapports que présente cette observation avec les faits plus ou moins analogues enregistrés dans la science.

La complication du délire dans le rhumatisme n'est pas un fait nouveau, bien qu'il soit assez rare. Storck, Stoll, Scudamore ont cité des cas de méningite développée sous l'influence du rhumatisme. Connu depuis longtemps, cet ensemble d'accidents cérébraux avait été déjà presque oublié. M. Bouillaud (1), citant les opinions des anciens et trois faits de cette nature appartenant à Marjolin, à MM. Chomel et Coqueret, ajoute n'en avoir jamais observé lui-même.

En 1845, M. Hervez de Chegoin (2), frappé de la coïncidence de divers symptômes cérébraux avec une affection rhumatismale générale, s'est demandé si ces symptômes ne pouvaient pas tenir à une altération de l'arachnoïde ou de la dure-mère, analogue à celle qu'on rencontre si fréquemment dans les feuillets séreux et fibreux du péricarde. Il cite à l'appui trois observations suivies de mort et fort curieuses sans doute mais qui ne font nullement mention de l'existence de symptômes de paralysie générale progressive.

Il y a quelques années, l'attention fut de nouveau appelée sur ce sujet par un fait communiqué à la Société Médicale des hôpitaux de Paris par M. Gosset. Cette communication fut l'occasion d'un rapport fait par M. Valleix, et d'une note très-

(1) *Traité clinique du Rhumatisme articulaire* ; Paris, 1840, page 249.

(2) *Gazette des Hôpitaux*, tome 7, n° 1, 2 janvier 1845.

intéressante de **M.** Bourdon (1). J'ai le regret de n'avoir pu consulter ni le rapport de **M.**Valleix, ni la note de **M.** Bourdon.

M. Vigla publia, en 1853 (2), un mémoire lu devant la même Société. **M.** Vigla, résumant et étendant les travaux antérieurs, réunit dans trois classes les formes de ces accidents cérébraux : 1° délire simple, se développant dans le cours du rhumatisme et rappelant assez bien le délire nerveux dans les maladies aiguës, ou, en peu de mots, *rhumatisme compliqué de délire ;* 2° délire et réunion de la plupart des symptômes et probablement des lésions propres à la méningite : *Méningite rhumatismale des auteurs ;* 3° état ataxique, brusque et imprévu, bientôt remplacé par un collapsus ou un coma mortels : *apoplexie rhumatismale* de Stoll et de quelques auteurs.

Sur six observations relatées dans le travail de **M.** Vigla, trois rentrent dans la classe des apoplexies rhumatismales. Ce sont surtout ces observations, sur lesquelles nous reviendrons plus tard, qui présentent le plus d'analogie avec celle de **M.** Alexandre.

Enfin, au mois de mars dernier, **M.** Cossy a publié (3) un mémoire pour servir à l'histoire de l'anatomie pathologique du rhumatisme articulaire aigu, et à celle des cas de mort rapide et imprévue survenant dans le cours de cette affection. Les deux observations propres à **M.** Cossy, présentent surtout un grand intérêt par leur ressemblance presque parfaite avec les faits de **M.** Vigla, et partant avec l'observation qui m'est personnelle.

Un des malades fut atteint, dix-sept jours après le début de l'affection rhumatismale, de phénomènes cérébraux : un affaiblissement de l'intelligence, des cris, des douleurs encéphaliques survinrent brusquement et se terminèrent rapidement par la mort du sujet. Chez un autre malade, l'affaiblissement, le coma, signalèrent l'issue fatale du rhumatisme. Plus heureux que **M.** Vigla, **M.** Cossy put pratiquer l'ouverture des corps d'une manière aussi complète que possible ; mais l'anatomie pathologique ne dévoila à l'auteur aucune lésion cérébrale, à laquelle on pût rapporter les symptômes graves observés pendant la vie.

(1) *Gazette Hebdomadaire,* tome 1, page 441, Paris 1854.
(2) *Archives générales de Médecine,* juillet 1853, page 21.
(3) *Archives générales de Médecine,* mars 1854, page 280.

Dans aucun des auteurs précités, il n'est pas le moins du monde question de paralysie générale progressive, et, en lisant avec la plus grande attention les observations qu'ils rapportent, il n'est pas possible de constater un groupe de symptômes pathognomoniques de cette affection. Cet ordre de symptômes ne s'est-il pas manifesté ? Ou bien n'a-t-il pas frappé les observateurs dont l'attention a pu se porter exclusivement sur l'ensemble des symptômes cérébraux ? Ou enfin, encore, ne serait-il pas possible que l'embarras de la parole, les mouvements convulsifs des muscles de la face et des lèvres, les soubresauts des tendons n'aient eu, dans un état d'isolement, qu'une durée fort courte et que bientôt, masqués par des symptômes plus alarmants, ceux-là n'aient paru aux observateurs que des symptômes tout à fait secondaires ?

Quoi qu'il en soit, personne n'a signalé encore cette coïncidence du rhumatisme aigu et de la paralysie générale progressive; mais il me restait à savoir si les auteurs qui se sont occupés spécialement de l'étude de cette dernière maladie, contenaient quelques faits que je pusse invoquer. M. Hubert Rodrigues (1) seul semble avoir observé la complication de la paralysie progressive par le rhumatisme et la goutte qui, dit-il, rendaient son diagnostic obscur. Il est à regretter que M. Rodrigues ne cite aucune observation; c'est d'autant plus fâcheux que lui seul signale cette coïncidence, que pour mon compte je n'ai jamais observée dans les asiles, et dont M. Calmeil ne parle pas le moins du monde, soit dans sa monographie de la paralysie, soit dans son excellent article, *Maladies des Aliénés*, du Dictionnaire en 30 volumes (2). A ma connaissance, il n'a été relaté dans la science qu'une seule observation de rhumatisme compliquant un état de folie, elle a été publiée par M. Thore (3), qui rapporte le fait sans aucun commentaire, sur l'influence que le rhumatisme a pu exercer, soit sur le développement de la folie, soit sur sa marche.

Des médecins anglais et particulièrement M. Begbie, ont signalé un rapport qui existe entre le rhumatisme et la chorée.

(1) *Traité de la paralysie générale chronique*, Anvers, 1847, in-8°, page 209.

(2) *Dictionnaire de Médecine*, ou répertoire général des *Sciences Médicales*, tome 2. Paris, 1853.

(3) *Etudes sur les Maladies incidentes des Aliénés*. Paris, 1847, in-8°, page 250.

Tous ont expliqué cette coïncidence par l'extension de l'inflammation rhumatismale aux membranes du cerveau et de la moëlle épinière.

S'il était nécessaire, pour diminuer l'originalité de l'observation de M. Alexandre, de donner une explication plausible de l'existence symptômatique de la paralysie générale progressive , coïncidant avec l'affection rhumatismale, il suffirait d'invoquer l'apparition de cette inflammation spéciale dans les méninges et de supposer, avec un certain fondement, qu'elle a pu se propager jusqu'à la partie de la substance cérébrale que l'anatomie pathologique démontre être lésée dans les cas de paralysie générale progressive. Mais ce serait, ainsi que nous le verrons plus tard, préjuger une question qui me paraît complexe.

J'accordai tout d'abord une minime importance à l'observation qui précède. Je ne vis en elle qu'un exemple nouveau de l'efficacité de la quinine contre des accidents nerveux graves, et si la coïncidence de symptômes de paralysie générale m'étonna, je ne trouvai rien d'extraordinaire à ce que ces symptômes pussent en accompagner d'autres qui révélaient un désordre considérable dans les fonctions nerveuses. Mais plus tard l'observation de quelques phénomènes non encore signalés chez les paralytiques, m'engagea dans une voie nouvelle de recherches qui font l'objet principal de ma communication.

Chez la plupart des paralytiques traités dans l'asile de la Grave, j'ai remarqué, à des époques variables, une exacerbation de leur maladie , dont la durée est indéterminée. Ces alternatives d'aggravation et de rémission ont été notées par tous les auteurs spéciaux et ne constituent pas un fait nouveau, mais le phénomène remarquable qui a été passé sous silence est celui qui accompagne tous ces moments d'exacerbation.

En effet, on observe alors chez tous les paralytiques une espèce de fièvre intermittente analogue, quant au type et à la marche, aux fièvres intermittentes symptômatiques. Ces fièvres présentent les trois stades de froid , de chaleur et de sueur appartenant aux fièvres essentielles; mais ce qui les distingue, c'est la fréquence des accès qui reviennent deux, trois et quatre fois par jour. Ces accès, peu prononcés quelquefois , sont toujours faciles à constater dans les stades de la chaleur et de la sueur. Dans le premier de ces stades, les malades ont la figure colorée, turgescente; leur regard est plus animé, il est souvent accompagné d'excitation. C'est pendant ce stade que les malades sont faciles à exciter et que l'embarras de leur langue semble plus prononcé. Le stade de la sueur est surtout appréciable lorsque les malades sont couchés ; il emmène avec lui une détente, un état de rémission incomplète. J'ai vu des paralytiques qui se traînaient avec difficulté et dont toute l'habitude extérieure trahissait la souffrance ; conduits dans leur lit, ils étaient pris de sueur, sous l'influence de laquelle leur état s'amendait. J'en ai vu d'autres, pris subitement de frissons, s'approcher des poëles ou s'exposer au soleil pour se réchauffer et présenter en un mot devant moi un accès complet de fièvre. Mais le lendemain, les jours suivants, ces mêmes malades avaient retrouvé leur état habituel de santé, de telle sorte qu'il était difficile de soupçonner chez eux une complication de fièvre intermittente.

J'ai consulté quelques paralytiques conservant un reste d'intelligence sur ce qu'ils éprouvaient; tous m'ont dit être affectés par moment de frissons auxquels succédaient bientôt, d'une manière brusque, des bouffées de chaleur à la figure. La plupart de ces malades n'accusent pas le stade de la sueur, peut-être parce qu'il est peu prononcé, et plus probablement parce que, suivi d'amélioration, ils ne le constatent pas. Enfin tous ces paralytiques m'ont dit être péniblement impressionnés par la chaleur à la figure et par une chaleur sèche aux mains. Aussi en voit-on plusieurs chercher alors à plonger leurs mains, leur tête dans l'eau froide.

Nous verrons plus loin l'observation d'un malade, atteint de paralysie commençante sans aliénation, rendre compte de phénomènes identiques, et corroborer ainsi le résultat de mes observations sur les aliénés.

Ainsi donc voilà deux ordres de faits qui devaient tout naturellement exciter mon attention et m'engager à poursuivre mes recherches. Sans doute qu'isolés, ces faits ne permettent pas qu'on en déduise des conséquences ; mais des faits d'une nouvelle espèce feront apprécier l'importance qu'il y aurait à bien étudier ce point important de la science. Or, pour atteindre ce but, il faut nécessairement recourir à une suite plus ou moins longue de *vérifications partielles* ; chacune de celles-ci pourra n'être que peu significative, mais, toutes ensemble, elles acquerront peut-être une valeur tellement grande que nul esprit droit ne saurait, à la fin, leur refuser son adhésion. Ce serait, pour me servir d'une heureuse pensée de M. Geoffroy de Saint-Hilaire (1), le faisceau qui, solidement lié, résiste; brin à brin, le moindre effort l'eût ployé ou brisé.

L'influence des fièvres intermittentes dans la production de la folie est un fait qui n'est plus contestable aujourd'hui. Il paraît avoir d'abord été signalé dans la description des fièvres intermittentes, des années 1661, 62, 63 et 64 par Sydenham, qui s'exprime ainsi : « Mais j'ai vu plus d'une fois que les ma- » lades, réduits à la dernière faiblesse par la longueur de la » maladie, par le grand nombre des accès, et pour comble de » malheur, par des évacuations réitérées, ont été attaqués de » manie aussitôt qu'ils ont commencé à se mieux porter et que » la manie cessait à mesure que les forces revenaient (2). »

Sydenham ajoute dans un autre passage : « C'est une sorte » de manie particulière, laquelle vient quelquefois après les » fièvres intermittentes qui ont duré fort longtemps et surtout » après les fièvres quartes. Elle ne cède pas à la méthode ordi- » naire, et après qu'on a mis en œuvre de fortes évacuations, » on a le chagrin de la voir dégénérer en une folie qui ne se » termine qu'avec la vie (3). »

Cette complication de la fièvre n'était pas rare comme on se- rait porté à le croire, puisque Sydenham ajoute : « J'ai été » étonné de ce que les auteurs n'en disent rien du tout, quoi- » que je l'aie vue arriver assez souvent...... Si on s'obstine à » la combattre par des purgatifs et par la saignée, on pourra » bien diminuer sa violence, mais le malade tombera certai- » nement dans une folie incurable (4). »

En 1821, M. Sébastian, professeur à Heidelberg, publia, dans le journal de Hufeland, un mémoire sur la mélancolie et la manie, suites de fièvres intermittentes. Dans ce travail, qui a été traduit de l'allemand et analysé par M. Lunier, dans les *Annales médico-psychologiques* (5), M. Sébastian rappelle que

---

(1) *Hist. Nat. générale des règnes organiques*, tome 1, page 441, in-8°, Paris 1854.

(2) Paragraphe n° 111, p. 52 de l'édition de l'*Encyclopédie des sciences médicales*.

(3) *Loco citato*, Paris, 1852, p. 62.

(4) *Loc. cit.*, Paris, 1853, p. 62.

(5) Tome IV, Paris 1844, p. 211.

Sydenham a, le premier, attiré l'attention sur la manie, suite de fièvre intermittente, et il s'étonne, avec l'illustre praticien anglais, du silence des auteurs sur une maladie qu'ils ont si souvent observée.

Le mémoire du professeur d'Heidelberg établit, d'une manière formelle, la fréquence de la folie consécutive aux fièvres intermittentes. « Ces maladies, dit-il, présentent une foule de
» variétés, ne doivent pas toujours être traitées de la même
» manière et réclament quelquefois une médication toute oppo-
» sée à celle de Sydenham.

« Du reste, ajoute Sébastian, la nature du délire varie sui-
» vant la cause qui le produit. C'est tantôt de la monomanie
» ambitieuse, érotique ou religieuse, tantôt de la mélancolie ;
» le délire est accompagné d'agitation, ou bien c'est de la
» folie tranquille. »

En 1843, M. le docteur Baillarger lut, à la Société de méde-cine de Paris, une note sur la folie, suite de fièvres intermit-tentes. Il semble croire que la variété du délire, provoquée par cette affection, est la stupidité (1).

Le journal de la *Société médico-chirurgicale* de Turin, du mois de mars 1844, contient une observation de fièvre perni-cieuse cardialgique très grave, avec délire consécutif, terminé par la guérison. Je regrette que l'étendue de cette observation, due à M. le docteur Borelli, ne me permette pas de la rappor-ter. On peut la lire dans les *Annales médico-psychologiques*, de l'année 1844 (2).

MM. Nepple, dans son *Traité des fièvres intermittentes*, Ma-cario, dans les *Annales médico-psychologiques* (3), rapportent également des cas de folie consécutive des fièvres intermittentes.

Mais dans aucun de ces faits il n'est question de paralysie générale progressive, ce qui n'infirme en rien la possibilité, pour les fièvres intermittentes, de donner naissance à cette cruelle affection. Telle était déjà mon opinion lorsque j'ai lu dans le numéro des *Annales médico-psychologiques* du mois d'avril 1853, l'analyse par M. Brochin d'une thèse intitulée : *De la paralysie consécutive à la fièvre intermittente et de son traitement*. Je reproduis presque en entier cette analyse.

(1) *Annales médico-psychologiques*, tome II, p. 372.
(2) Tome IV, p. 263.
(3) Tome I, 2ᵉ série, 1849, p. 153.

« Parmi les effets consécutifs ou les reliquats des fièvres in-
» termittentes paludéennes, on observe parfois des troubles
» nerveux variés qui, comme l'anémie, comme les engorge-
» ments viscéraux, persistent plus ou moins longtemps après
» la cessation des accès et réclament à leur tour des moyens
» de traitement appropriés. Il importe d'autant plus de signa-
» ler ces phénomènes à l'attention des praticiens encore peu
» familiarisés avec le traitement des symptômes complexes de
» la fièvre intermittente, qu'ils pourraient être facilement con-
» fondus avec les troubles nerveux qui résultent souvent de
» l'administration à doses élevées du sulfate de quinine. Or,
» on comprendra aisément quels seraient les graves inconvé-
» nients d'une pareille confusion, le traitement devant être,
» dans l'un et l'autre cas, diamétralement opposé. Voici, d'a-
» près un jeune médecin d'Afrique, qui a observé les fièvres
» intermittentes sur une grande échelle, M. le docteur Oura-
» don, en quoi consistent en général les symptômes nerveux
» consécutifs des fièvres paludéennes. Ces troubles nerveux
» très variables consistent surtout en un affaiblissement de la
» vue, une gêne de la parole et une paralysie des organes lo-
» comoteurs, commençant ordinairement par les membres in-
» férieurs et pouvant de là devenir générale, en s'étendant de
» proche en proche et amener la mort. Tandis que les phéno-
» mènes nerveux produits par l'intoxication quinique, dont
» la surdité est un des symptômes les plus caractéristiques,
» cèdent ordinairement sous la seule influence de la suspension
» du remède; les troubles nerveux dont il s'agit réclament au
» contraire, à une certaine période, l'usage du sulfate de qui-
» nine à dose élevée..... » Suivent quelques lignes sur le traitement. (*Thèse inaugurale*; 1852).

A ces rapports entre la paralysie générale progressive et certaines fièvres intermittentes, on peut en ajouter d'autres qui
sont fondés sur l'anatomie pathologique.

Après les nombreux travaux qui ont été faits sur l'anatomie
pathologique de la paralysie générale, il serait rationnel de
croire que l'on est d'accord sur le siége et la forme anatomique
de cette maladie (1); il n'en est rien cependant. On peut même

(1) Consulter sur ce point: Parchappe, *Recherches sur l'encéphale*, etc., 2ᵉ mémoire,
p. 161 et suiv. Lelut, *Inductions sur la valeur des altérations de l'encéphale dans
le délire aigu et dans la folie.*

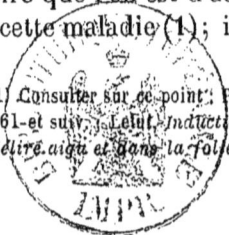

dire des anatomistes qui ont cherché à localiser cette affection : *tot capita tot sensus.* Aussi ne serait-il pas prudent d'adopter sur ce point une opinion formelle, et faut-il se contenter de décrire toutes les lésions que l'on rencontre dans les autopsies, sans se prononcer, d'une manière définitive, sur leur valeur absolue. Mais en généralisant les données nécroscopiques, on peut les résumer ainsi : hypérhémie, coloration rosée de la couche corticale, épaississement plus général, plus considérable et opacité de l'arachnoïde dans certains points, ecchymoses sous-arachnoïdiennes avec injection, ramollissement de la substance corticale sans adhérences, en d'autres points adhérences de la pie-mère à la surface corticale ; de plus, ramollissement profond de la couche corticale, etc.

Il s'en faut de beaucoup que les faits nécroscopiques, relatifs aux fièvres pernicieuses, soient aussi nombreux et aussi précis que ceux qui ont pour objet la paralysie générale progressive ; néanmoins il est constaté qu'on trouve fréquemment, sur le cadavre des personnes qui succombent, l'hypérémie des centres nerveux et de leurs enveloppes. M. Maillot cherche même à établir que, sous le rapport anatomique, le premier fait observable est l'hypérémie des grands centres nerveux et qu'elle est portée à son plus haut degré dans les fièvres pernicieuses. La congestion des vaisseaux de la pie-mère, l'infiltration séro-sanguinolente de son tissu, l'état sablé du cerveau et de la moëlle sont les désordres matériels que les fièvres laissent après leur passage (1). L'opinion de M. Maillot concorde avec celle de la plupart des auteurs ; car il résulte de l'examen fait par MM. Monneret et Fleury, sur les observations publiées, que les lésions les plus fréquentes sont la congestion sanguine des membranes, le piqueté du cerveau et l'exhalation de sérosité dans les cavités cérébrales (2).

Il est difficile de trouver plus d'analogies que celles qui existent entre la paralysie générale progressive et les fièvres pernicieuses, quant à la nature des modifications anatomiques. On peut même soutenir que les seules différences consistent en des différences de degré qui s'expliquent d'ailleurs fort naturellement par la durée relative des deux maladies.

(1) *Recherches sur les fièvres intermittentes du nord de la France*, p. 34, tome V, Paris, 1835, cité in *compendium de médecine*, tome V, p. 328.
(2) *Compendium de médecine pratique*, tome V, p. 335.

Faut-il ajouter, pour donner plus d'importance aux analogies qui me paraissent exister entre ces deux maladies, que la plupart des auteurs qui se sont occupés spécialement de l'étude des fièvres intermittentes, les ont attribuées à une lésion du système nerveux.

L'efficacité du quinquina et de ses diverses préparations est un des meilleurs caractères diagnostiques des fièvres intermittentes. Si donc l'efficacité de cette classe de médicaments dans la paralysie générale progressive est démontrée, elle nous fournira encore un nouvel ordre d'analogies.

Les observations que j'avais faites sur M. Alexandre et sur les aliénés paralytiques devaient nécessairement m'inspirer l'idée d'essayer l'emploi de la quinine contre la paralysie générale progressive. Le premier malade qui se présenta ne pouvait d'ailleurs que me confirmer dans ma résolution.

Je résume son observation.

M. Louis, non aliéné, est atteint d'un commencement très-manifeste de paralysie générale. Ce malade, dont l'intelligence est assez active pour analyser son état, me rapporta ce qui suit :

A la suite d'excès vénériens et de veilles prolongées, ma langue s'est insensiblement embarrassée. Les premiers symptômes de cette maladie datent déjà de 1839; ils se manifestaient plus particulièrement à cette époque, lorsque j'avais passé une nuit blanche. Cette coïncidence entre une cause et un effet ne me fit pas ajouter une grande importance à cette modification de ma santé; mais, plus tard, celle-ci m'inspira assez d'inquiétudes pour solliciter les soins d'un médecin.

Les prescriptions hygiéniques auxquelles on me soumit furent suivies d'excellents résultats ; mais, dominé par mes habitudes, je ne tardai pas à les reprendre, et avec elles reparurent mes souffrances morales.

Au moment où je m'y attendais le moins, dans le cours d'une discussion bien commencée, ma langue devenait lourde et embarrassée, à ce point que mes paroles étaient souvent inintelligibles. Cette difficulté de parler m'affectait très-vivement, elle provoquait une forte préoccupation morale, et, neutralisant une partie de mon intelligence, m'obligeait à renoncer à une discussion à laquelle mes facultés, mes études et la conscience de mes pouvoirs intellectuels me donnaient le droit de prendre part. Bientôt je me condamnai à fuir toute occasion de discuter sur les matières qui m'étaient même le plus familières.

En 1846, cet état s'aggrava considérablement et se compliqua de nouveaux phénomènes que je n'avais pas encore observés. Je n'avais jamais été sujet à des maux de tête, lorsque, à la suite de veilles prolongées, je fus subitement en proie à une céphalalgie intense, gravative, occupant le fond des orbites, la région frontale et tout le sommet de la tête. Cette céphalalgie avait cela de particulier, qu'il me semblait qu'une force puissante agissait sur le sommet de ma tête, se continuait sur tout mon corps et rendait ma marche difficile et mal assurée. J'avais la sensation d'un homme portant sur sa tête un fardeau au-dessus de ses forces. Lorsque je marchais sur un plan horizontal, l'embarras de ma marche était moins grand ; j'éprouvai bien quelques titubations, mais en somme il eût été difficile de s'apercevoir de mon état. Il n'en était pas de même lorsque je montais un escalier, alors j'étais obligé, pour mesurer le degré d'élévation auquel je devais porter mes jambes, de les accompagner du regard.

A cet état s'ajoutait un besoin irrésistible de sommeil, une torpeur intellectuelle qui contrastait avec mes préoccupations morales. Je dormis, pendant un certain temps, douze à quinze heures par jour, sans que le repos semblât modifier en rien mon état.

Deux purgations, des sangsues à l'anus, une saignée, des bains froids avec affusion, constituèrent la médication employée par mon médecin pour combattre cet état. Mais tous ces moyens furent infructueux.

Je n'obtins quelque soulagement qu'après l'emploi de l'extrait alcoolique de noix vomique, qui me fut prescrit à dose élevée et qui provoqua sur mon système nerveux une perturbation très-énergique. Le premier effet de ce médicament fut de modifier presque immédiatement mon état. Tout mon système musculaire semblait être dans un état permanent de contraction, mes membres étaient raides, mes mâchoires serrées l'une contre l'autre ; tout mon corps manquait de souplesse et paraissait se mouvoir tout d'une pièce. Enfin, je fus pris de bâillements prolongés et fatigants, et d'un besoin irrésistible et permanent d'étirer mes membres. Je ressemblais alors assez bien à un homme que l'on vient d'éveiller et qui est encore au quart endormi.

Cet ordre de phénomènes fut accompagné d'une augmentation notable de mon appétit. Je mangeais, sans exagération, deux fois plus que dans mon état ordinaire de santé, et, particularité importante à noter, c'est que chacun de mes repas provoquait une détente absolue, en faisant disparaître ma raideur tetanique.

Un mois environ de ce traitement et après avoir pris jusqu'à 25 centigrammes par jour d'extrait de noix vomique, fit disparaître ma céphalalgie, l'embarras de ma langue et la prostration musculaire. Mais quoique dans un meilleur état de santé, j'étais loin d'une guérison complète. Comme par le passé je fus de nouveau en proie à ces *attaques* imprévues d'embarras de la langue.

Pendant la durée de mon *attaque* de 1846, mon intelligence était engourdie sans que néanmoins j'aie jamais perdu la conscience de ma personnalité. Je comprenais tout ce qui se disait devant moi ; je lisais mes journaux, mais la moindre conversation prolongée, la plus petite controverse me fatiguaient ; j'évitais mes amis et les membres de ma famille qui ne s'aperçurent même pas de la gravité de ma position. Ils crurent à une préoccupation, à un chagrin profond qui absorbait toute mon intelligence et tous mes sentiments.

Interrogé sur l'existence ou l'absence de frissons pendant ou dans l'intervalle de ce qu'il nomme ses attaques, M. Louis m'a à peu près répondu ce qui suit :

Je n'avais jamais prêté une grande attention aux frissons dont vous me parlez. C'était chose si minime en comparaison dés autres modifications survenues dans mon état de santé que jamais je n'avais cru utile de les signaler à mon médecin. Cependant l'invasion de ma maladie a coïncidé avec l'apparition de légers frissons qui se manifestaient chez moi à des heures indéterminées et, quel que fût d'ailleurs l'état de la température, ces frissons survenaient d'une manière brusque, s'accompagnaient de bâillements et se trouvaient presque immédiatement remplacés par une chaleur âcre et sèche de la paume des mains et par une congestion plus ou moins forte de la figure et des oreilles. Dans les derniers temps, à cet état de chaleur s'ajoutaient des bourdonnements ou plutôt des sifflements dans les oreilles. Mais, je le répète, tous ces phénomènes étaient passagers et simplement incommodes. J'ai toujours sué avec une très-grande facilité, je ne puis donc pas trop conclure si la sueur était chez moi une conséquence des frissons et de la chaleur. Ce que je peux affirmer, c'est que, pendant que j'étais en transpiration, la chaleur à la figure et aux paumes des mains n'était plus incommode ; c'est que, pendant cet état, encore je n'entendais plus de sifflements aux oreilles.

Enfin, il est encore un phénomène dont je n'ai jamais parlé et que je crois devoir relater ici, parce qu'il me paraît se rapporter à vos questions. J'étais souvent en proie à un état d'insomnie que n'occasionnaient ni des dispositions morales, ni même d'autre malaise que celui qu'entraîne l'insomnie. Or, pendant cet état, le sifflement des oreilles était prononcé et il s'accompagnait parfois de légers tiraillements d'estomac et de bâillements. Cette insomnie et les symptômes qui survenaient avec elle ne cessaient que lorsqu'un état de moiteur se manifestait, et je dois ajouter que, depuis que vous avez fixé mon attention sur ce point, j'ai remarqué que, pendant le sommeil qui succédait à cet état d'insomnie, j'avais sué en quantité beaucoup plus considérable que dans l'état habituel de santé.

Très évidemment, les symptômes précédemment relatés n'auraient pu m'autoriser à tenter l'emploi de la médication quinique, si mon attention n'eût été éveillée sur ce point par l'observation de M. Alexandre. Mais fortement prévenu en faveur de ce médicament, dont j'espérais de bons résultats, je l'employai à haute dose.

Je prescrivis d'abord un gramme de bi-sulfate de quinine, à prendre en vingt-quatre heures. Chacun des jours suivants, la dose fut augmentée de 25 centigrammes. M. Louis, qui était au moment d'une *attaque* légère de paralysie générale, lors de l'administration de la quinine, ne voulut plus en continuer l'usage dès le quatrième jour. Cette médication n'avait, selon lui, amené qu'une aggravation des accidents éprouvés par lui. Les sifflements aux oreilles, l'embarras de la parole, étaient beaucoup plus prononcés. Il lui sembla même que sa vue et son ouïe n'avaient plus, pendant la durée de cette médication, la même délicatesse que ces sens possédaient avant ce traitement. Je suspendis l'usage de la quinine : mais, dès le second jour de repos, M. Louis constata une amélioration si considérable et si inattendue, qu'il réclama la continuation du traitement par la quinine.

Je débutai par 1 gramme 50 centigrammes de sulfate de quinine, à prendre en vingt-quatre heures, et, chaque jour, je réduisis cette dose de 25 centigrammes. Les mêmes accidents qui avaient coïncidé avec le premier emploi de cette médication, se manifestèrent seulement dès le troisième jour, mais avec une intensité bien moindre. Le sixième jour, je suspendis le traitement.

Depuis le mois d'avril 1850, époque à laquelle remonte cette observation, M. Louis, sans avoir en rien modifié son genre de vie, n'a plus éprouvé aucun des accidents cérébraux qui l'avaient tourmenté, pendant plusieurs années, avec une persistance qu'atténuait une rémission incomplète de quelques jours de durée seulement et contre lesquels avaient échoué les moyens thérapeutiques les plus variés et les plus énergiques : tels qu'émissions sanguines, révulsifs, dérivatifs, bains, affusions froides sur la tête. Seul, l'extrait de noix vomique avait produit quelques bons effets qui ne furent d'ailleurs que momentanés.

A cette observation, j'en ajouterai une seconde qui, bien que malheureuse, ne contribue pas moins à démontrer l'efficacité de la quinine contre certains phénomènes de la paralysie générale.

Le 9 septembre 1851, je fus appelé à la campagne, auprès d'un malade atteint de paralysie générale depuis dix-huit mois environ. Placé, le 19 juillet 1850, dans un asile d'aliénés, il en fut retiré le 7 septembre 1851, après quatorze mois environ de séjour, par sa famille qui désirait que le malade mourût chez lui. M. Léon, au moment de sa sortie de l'asile, avait essuyé, en quelques jours, trois de ces attaques épileptiformes qui sont une des terminaisons si fréquentes de la paralysie générale progressive.

Je trouvai près de lui un de nos habiles confrères et ami, M. le Dr Rieupeyroux qui, sachant ma prochaine arrivée, s'était contenté d'observer le cortège effrayant de symptômes qui se déroulait pour la première fois devant lui.

A sa sortie de l'asile, l'intelligence de M. Léon paraissait complétement abolie. Il parlait avec tant de difficulté que la plupart de ses paroles étaient inintelligibles. Sa mobilité était également gravement atteinte, puisque le malade ne pouvait plus marcher que soutenu par des aides.

Dans la soirée du 9 septembre, M. Léon tomba tout à coup dans des accès convulsifs, tout à fait analogues aux attaques d'épilepsie ; ils se répétaient à chaque instant, et ne cessaient que pour être remplacés par un état tétanique de tout le corps. La perte de connaissance était complète, les mâchoires serrées l'une contre l'autre, en même temps qu'il existait de violents grincements de dents. Sa peau était brûlante, couverte de sueur; son pouls fort, fréquent et irrégulier ; coma ; respiration saccadée et abdominale. En présence d'une affection dont la gravité manifeste pour mon confrère l'était encore bien plus pour moi qui l'avais si souvent observée, je fus frappé pour la première fois de la ressemblance que je constatais entre cette grave complication et certaines variétés de fièvres pernicieuses. Je fis part de mon opinion à M. Rieupeyroux qui habite un pays où les fièvres pernicieuses sont fréquentes, et je vis avec bonheur qu'il partagea complétement ma manière de voir.

Prévenu par le souvenir de l'observation de M. Alexandre, frappé par les analogies, fort surtout par l'assentiment d'un confrère distingué qui donnait à mon opinion une nouvelle probabilité, je prescrivis, contrairement à ce qui s'était fait jusqu'alors en pareil cas, une potion contenant du bi-sulfate de quinine à dose très élevée.

Les résultats obtenus par cette médication dépassèrent mes espérances. En quelques heures, les accès convulsifs, la raideur tétanique, le coma, cessèrent. Le malade ouvrit les yeux et put prononcer quelques paroles. Deux jours de ce traitement suffirent pour lui permettre de marcher et opérer dans son état une amélioration telle que sa maladie ne semblait plus aussi avancée qu'elle le paraissait pendant les trois ou quatre derniers mois de son séjour dans l'asile.

Depuis cette époque, M. Léon essuya quelques nouveaux accès, qui furent traités à temps par de fortes doses de sulfate de quinine, et qui n'eurent jamais la gravité de l'accès du 9 septembre. Sa santé physique s'était notablement améliorée, il parlait avec moins de difficulté et il marchait également avec plus d'assurance. Mais, dans les premiers jours du mois de juin 1852, il tomba tout à coup dans un état comparable à celui qu'il avait essuyé dix mois auparavant. De fortes doses de quinine furent inutilement essayées, le malade succomba à un accès qui avait duré trois ou quatre jours.

Dans l'intervalle des accès, M. Léon avait fait usage d'énormes quantités de quinine, de préparations ferrugineuses et de vin de quinquina. Il n'en succomba pas moins. Mais je suis convaincu que l'amélioration prompte et signalée qui s'est manifestée est due à l'action de la quinine. Jamais je n'avais vu une amélioration aussi rapide et aussi manifeste chez les paralytiques traités par les émissions sanguines et par les révulsifs ; jamais, non plus, je n'avais vu un paralytique aussi avancé que l'était M. Léon à sa sortie de l'asile, retrouver un état de santé aussi prononcé. Et cependant, comme tous les praticiens qui ont vécu longtemps parmi les aliénés, j'ai vu grand nombre d'améliorations inespérées survenir chez des malades qui semblaient voués à une mort imminente. Ainsi donc, je n'invoque pas en faveur de ma thèse l'amélioration, mais la rapidité avec laquelle elle est survenue, et surtout sa nature.

Maintenant, si je parvenais à constater des ressemblances frappantes entre les attaques épileptiformes ou apoplectiformes qui terminent beaucoup de paralysies générales progressives et les fièvres pernicieuses, j'aurais ajouté une nouvelle probabilité à mon opinion. Or, en lisant la description de la fièvre pernicieuse, soporeuse, apoplectique, carotique, léthargique des auteurs, on est frappé par les analogies entre ces deux ordres d'affections. Mais la ressemblance est complète, lorsqu'on compare les accès des paralytiques aux accès de fièvres pernicieuses qui sont décrites dans les ouvrages spéciaux sous les noms de fièvre convulsive, tétanique, épileptique, cataleptique, etc., etc...... A cet égard, ma conviction est telle, que je n'ai aucun doute sur l'accueil qui sera fait à cette partie de mon travail par les aliénistes qui emploieront, en pareil cas, le sulfate de quinine et qui ne voudront pas contester cet aphorisme : *Naturam morborum curationes ostendunt.* Je compte surtout sur l'appui que me donneront ceux des aliénistes qui vivent dans les localités où les fièvres pernicieuses sont fréquentes.

Je regrette beaucoup de n'avoir pu me procurer une observation de M. Gilette, qui me semble avoir pris un accès apoplectiforme terminal d'une paralysie progressive, pour un accès de fièvre soporeuse. Cette observation est ainsi rapportée à la page 334 du *Compendium de Médecine*, tome V.

« Un homme de 56 ans tombe dans la démence et va habiter
» un pays où règnent endémiquement les fièvres intermitten-
» tes ; il y est pris de tous les symptômes de l'apoplexie : le
» médecin habile, à qui est due cette observation, croit recon-
» naître la fièvre soporeuse de Torti et administre le sulfate
» de quinine. Tous les accidents se dissipent avec rapidité et
» le rétablissement est complet. Six mois après, ils reparais-
» sent sous le même type, mais cette fois le sulfate est impuis-
» sant et le malade succombe. A l'autopsie, on trouve une
» hypérémie cérébrale d'ancienne date, à laquelle se rattachait
» la démence et un ramollissement qui paraît avoir entraîné la
» mort du sujet. Les accès, dit M. Gilette, ont été remarquables
» par leur retour régulier et les intermittences complètes ; ils
» ont cessé, malgré leur marche croissante, aussitôt que le sul-
» fate a été administré ; et le malade, au lieu de présenter après
» cette guérison, des symptômes qui pussent faire soupçonner
» le ramollissement commençant, s'est trouvé au contraire plus
» dispos, plus libre de ses mouvements ; cette amélioration
» s'est soutenue au moins pendant deux mois. Si je crois de-
» voir éloigner tout concours de la maladie encéphalique à la
» production du type intermittent, il n'en est pas de même par
» rapport à la forme soporeuse que ce type a revêtue. La con-
» gestion cérébrale, qui accompagne si souvent les accès de
» fièvre intermittente, venant encore se sur-ajouter à celle
» qu'entretenait, depuis plus de deux ans, la cause de la folie,
» produisit chez lui des symptômes analogues à ceux de l'apo-
» plexie, comme chez les malades cités par Torti. Plus tard,
» la maladie cérébrale fait de nouveaux progrès, s'aggrave et
» le malade nous offre encore des accès ; mais ces accès, moins
» réguliers dans leur marche et dans leur intermittence, finis-
» sent bientôt par n'être plus que ceux d'une fièvre remit-
» tente (1). »

Dans cette observation, il n'est pas même question de paralysie générale progressive, et néanmoins je suis porté à croire
que le sujet qui en fait l'objet était atteint de cette maladie. Je
me fonde sur trois ordres de preuves qui se trouvent consi-
gnées dans l'observation. Ces preuves sont l'état de démence
du malade, les résultats de l'autopsie, les symptômes mentionnés, et enfin la marche de la maladie. La paralysie générale

(1) *Journal de Médecine*, page 82. Mars, in-8°, Paris 1843.

accompagne très-souvent un état de démence, et l'hypérémie cérébrale, un ramollissement, appartiennent plus à une paralysie générale progressive qu'à un état de démence *sans complication*. M. Gilette prétend qu'après la guérison des accès, les mouvements du malade étaient plus libres. Ils étaient donc déjà embarrassés avant les accès? Or, par quoi la paralysie gégérale progressive est-elle caractérisée, sinon par l'embarras des mouvements ? La forme des accès qui ont précédé la mort de ce malade ressemble trop à ceux qu'on observe chez les paralytiques pour qu'il soit nécessaire de les rattacher à une fièvre soporeuse survenue chez un aliéné en démence. Ainsi donc, il me paraît très-probable que l'affection, traitée par M. Gilette, était une de ces complications, bien connues des aliénistes, qui terminent très souvent la paralysie générale progressive. S'il en était ainsi, je pourrais encore invoquer cette dernière observation à l'appui de mon opinion sur les analogies que présentent les paralysies générales progressives avec les fièvres intermittentes et surtout sur l'efficacité de la quinine contre la première de ces affections.

Quoi qu'on pense de la ressemblance qui me paraît exister entre l'observation de M. Léon et celle rapportée par M. Gilette, il est impossible de méconnaître l'action puissante et avantageuse que la quinine a exercée sur MM. Louis et Léon. Or, l'efficacité de ce moyen thérapeutique pourrait presque être démontrée *à priori*.

Le grand principe de Paracelse *(similia similibus curantur)*, semble appelé, aujourd'hui, à dominer la thérapeutique des maladies chroniques. L'expérience démontre chaque jour qu'une affection aiguë, d'une guérison toujours plus rapide, peut être substituée, avec avantage, à une maladie chronique dont la terminaison doit être très-éloignée, ou imprévue ou funeste. Or, pour les partisans de la méthode substitutive, les préparations en vogue du quinquina me paraissent un moyen thérapeutique très-rationnel à opposer à la paralysie générale progressive commençante. Je m'étonne même que l'analogie qui existe entre les effets produits par la quinine sur les animaux ou les hommes en santé et les principaux symptômes de la paralysie générale progressive, n'ait pas frappé l'attention des aliénistes et ne les ait pas engagés à expérimenter sur l'action de ce médicament chez les paralytiques.

Sans qu'il soit nécessaire de parler des nombreux auteurs qui, depuis Morton, en 1686, jusqu'à nos jours, se sont occupés de l'action physiologique du quinquina, on peut affirmer que chacun des observateurs a constaté plusieurs effets de cet agent sur l'encéphale, lesquels forment un des traits caractéristiques de la paralysie générale progressive. Le plus récent et le plus complet de ces observateurs, M. Briquet, dans son excellente *Monographie du Quinquina et de ses préparations*, trace un tableau de l'effet physiologique de ces agents thérapeutiques, qui, à l'embarras de la parole près, dont il n'est pas fait mention, peut être considéré comme une description fidèle de la paralysie générale progressive.

Je cite textuellement ce passage :

« Quittant le champ de l'expérimentation et se plaçant sur
» le terrain de l'observation des phénomènes qui se produisent
» sur les personnes qui prennent le sulfate de quinine à haute
» dose, on observe une série d'effets analogues à ceux qui
» viennent d'être étudiés.

» Ainsi, les malades qui prennent ce sel, à la dose de 25 à
» 30 centigrammes en une seule prise ou à celle d'un gramme
» à plusieurs prises, en douze heures, éprouvent ordinaire-
» ment de la pesanteur et de l'embarras dans la tête, quelque-
» fois de la céphalalgie, souvent des bourdonnements d'oreilles,
» des vertiges et une légère titubation.

» Si la quantité de sel a été plus forte ou si les doses ont été
» très-rapprochées, ces troubles sont bien plus prononcés, ils
» peuvent s'accompagner d'un sentiment de plénitude, de ten-
» sion et de battement dans la tête, de rougeurs et de bouffées
» de chaleur à la face, d'agitation et d'inquiétudes dans les
» membres, de quelques épistaxis et d'animation dans le re-
» gard, tous phénomènes qui indiquent un certain degré
» d'excitation de l'encéphale.

» Ces troubles sont le plus souvent peu prononcés et ont
» une durée de quelques heures ; après quoi surviennent un
» affaissement et une somnolence modérés, un léger engour-
» dissement et une faible prostration.

» Si la quantité de sulfate de quinine va à deux grammes et
» au-delà, donnés d'une manière continue pendant plusieurs
» jours, au lieu d'une sédation légère, on observe de l'accable-
» ment, un affaissement très-prononcé, de la stupeur, de la

» somnolence, beaucoup de titubation, de la dureté de l'ouïe,
» de l'affaiblissement de la vue, avec dilatation des pupilles,
» un état très obtus de la sensibilité, un affaiblissement très-
» prononcé des mouvements musculaires et du frémissement
» avec tremblotement des membres : phénomènes qui dénotent
» une diminution notable dans la sensibilité générale et dans
» la contractilité des muscles. Et si, enfin, la dose de sulfate
» de quinine est excessive, ces accidents vont jusqu'à la perte
» complète de connaissance, la perte absolue de la vue et de
» l'ouïe, l'insensibilité de la peau et l'immobilité complète des
» membres (1). »

Cette ressemblance, entre les effets physiologiques de la quinine et la paralysie générale progressive, n'a pas échappé à
l'attention du médecin de la Charité ; car, à la page **263** de
l'ouvrage cité, il ajoute :

« Une partie de ces troubles a de l'analogie avec ceux qui se
» montrent lors du début des surdités, des amauroses, des
» affaiblissements du système nerveux et des paralysies géné-
» rales progressives ; il démontre, par conséquent, une dimi-
» nution de la force dans la puissance nerveuse. »

La paralysie générale progressive a été toujours décrite
comme une affection chronique. Sa marche est, en effet, des
plus lentes puisque, lors même qu'elle est bien confirmée,
cette maladie peut se prolonger plusieurs années sans entraîner
la mort du sujet. Mais, dans ces derniers temps, M. Beau (2)
publia un travail fort remarquable sur une affection qu'il
nomma paralysie générale aiguë.

« Cette affection, dit-il, ressemble assez à la paralysie géné-
» rale dite des aliénés ; mais elle en diffère surtout par une
» marche qui, au lieu d'être chronique, comme dans la para-
» lysie générale, est au contraire extrèmement rapide.»

La description que M. Beau donne de cette maladie, justifie
très-bien la dénomination de paralysie générale aiguë, car sa
ressemblance avec la paralysie chronique est aussi frappante
qu'on puisse la constater entre deux affections dont l'une est
aiguë et l'autre chronique. Les seules différences qui me parais-

---

(1) *Traité thérapeutique du Quinquina et de ses préparations*, in-8°. Paris, 1853,
page 137.

(2) Mémoire sur une affection cérébrale, qu'on peut appeler paralysie générale aiguë.
(*Archives générales de Médecine*, janvier 1852).

sent donc exister entre l'affection signalée par M. Beau et celle qui a été décrite par les aliénistes modernes, sont une simple conséquence de leur marche et de leur durée. Les données anatomiques concordent parfaitement bien les unes avec les autres et viennent confirmer la fidélité dans la ressemblance que l'auteur signale entre les deux variétés de paralysies générales.

Le travail de M. Beau repose sur sept observations; je me contenterai de rapporter textuellement la première qui me paraît offrir de frappantes analogies avec celle que j'ai donnée sur M. Alexandre.

« M. M..., âgé de 31 ans, d'un tempérament nerveux ,
» avait été affecté, en 1841, d'une fièvre typhoïde des mieux
» caractérisées, qui dura une vingtaine de jours et dont il se
» remit très-bien. Il tomba de nouveau malade en 1843, sur la
» fin de mai. Cette nouvelle maladie fut constituée par des
» douleurs erratiques dans les grosses articulations et par un
» appareil fébrile modéré, tel que soif, accélération du pouls
» et anoréxie. Ces différents symptômes firent regarder l'affec-
» tion comme rhumatismale, d'autant plus que M. M... avait
» déjà eu quelques vagues douleurs de rhumatisme, qu'il était
» très-sensible au froid et que son appartement, situé au nord
» et sur une petite cour, était très-humide. Cette arthrite
» rhumatismale ne présenta rien de particulier. Elle fut traitée
» par l'ipécacuanha au début, puis par les boissons delayan-
» tes et des cataplasmes laudanisés sur les articulations dou-
» loureuses. Elle dura environ dix jours.

» Les douleurs articulaires avaient cessé entièrement ainsi
» que la fièvre. L'appétit revenait franchement, le sommeil était
» bon, et, depuis deux jours, M. M... en était au potage pour
» régime alimentaire; lorsque le 7 juin, à 5 heures du soir, on
» vint, moi présent, lui annoncer imprudemment une fâcheuse
» nouvelle. A l'instant même il pâlit, sa face s'altéra ; néan-
» moins, il chercha à prendre le dessus ou à donner le change
» sur le chagrin qu'il éprouvait, par quelques saillies d'une
» gaîté forcée et un air de fausse tranquillité. Il n'eut plus
» assez d'appétit pour prendre son potage de chaque soir; il
» fut agité toute la nuit et il ne put pas fermer l'œil.

» Le 8 au matin, je fus frappé de son état. Sa face était pâle,
» il y avait quelque chose de singulier dans son regard et dans

» l'expression de sa physionomie. Néanmoins, il ne se plaint
» de rien et cherche toujours à paraître content. Je remarque
» qu'il bégaie légèrement en prononçant certaines syllabes ; et
» que, de temps en temps, il lui échappe des idées qui n'ont
» ni justesse ni opportunité. Il lui est survenu, depuis hier,
» de la fièvre, le pouls a plus de cent pulsations, il y a de
» fréquents soubresauts de tendon (potion musquée, pédi-
» luve).

» Le 9, on remarque que tous les symptômes de la veille
» sont aggravés ; le bégaiement est plus apparent, les soubre-
» sauts de tendon plus nombreux. Il répond toujours aux
» questions, mais il y a plus d'idées incohérentes que la veille.
» Quand on ne lui parle pas, il reste taciturne avec un air de
» préoccupation sur la physionomie. On aperçoit, de temps à
» autre, quelques légers mouvements convulsifs des lèvres et
» des joues. Il y a toujours de la fièvre ; la soif est presque
» nulle, anoréxie ; langue naturelle ; le malade ne se plaint de
» rien et n'exprime aucune appréhension, il paraît même con-
» tent (M. Fouquier, appelé en consultation, conseille la con-
» tinuation des potions anti-spasmodiques et insiste sur les
» grands bains à 26.) En accompagnant le malade au bain, je
» peux facilement observer que sa démarche est légèrement
» choréique. Dans la soirée, il se plaint de ne pouvoir uriner,
» on est obligé de le sonder.

» Le 10, mêmes symptômes, mais plus intenses ; bégaiement
» très-marqué ; tremblement des membres, apparent surtout
» quand ce malade va au bain ou qu'il prend son verre de
» tisane. Le malade ne parle jamais que pour répondre aux
» questions qu'on lui fait ; mais ses réponses sont rarement
» justes : elles sont ou obscures, ou incohérentes, ou risibles.
» Quand on ne lui parle pas, il a habituellement les yeux fer-
» més, et alors ses lèvres sont agitées de mouvements comme
» s'il parlait. Rien de changé sous le rapport de la fièvre, de la
» soif, etc., etc... (mêmes prescriptions, compresses froides
» sur la tête). M. Pidoux visite le malade pendant une absence
» que je suis obligé de faire.

» Le 11, mêmes symptômes encore aggravés. Le malade est
» dans le coma avec mussitation ; il se réveille pourtant quand
» on lui fait des questions, et il cherche toujours à y répondre ;
» mais il bégaie tellement, il y a si peu de sens dans ses paro-

» les, qu'il est très-difficile de savoir ce qu'il veut dire. Quand
» on cesse d'exciter son attention, il retombe dans le coma. Le
» tremblement de ses membres est si marqué qu'il communi-
» que un mouvement très-apparent aux couvertures; pouls
» fréquent (synapismes, glace sur la tête).

» Le 12, il y a un coma dont on ne peut tirer le malade. Ses
» traits sont altérés profondément; il a toujours l'air de mar-
» moter à voix basse; tremblement aussi considérable qu'hier.
» Il agite automatiquement ses mains et les élève en tremblant
» comme pour prendre quelque chose. Le pouls est petit, très
» fréquent; on le compte très-difficilement à cause des soubre-
» sauts de tendon. Le malade meurt dans la nuit; il a fallu le
» sonder depuis le premier jour où ce moyen a été employé; il
» n'y a eu aucun symptôme du côté des voies digestives et du
» thorax.»

Les autres observations de M. Beau sont relatives à des malades qui ont présenté des symptômes de paralysie générale
également suivis de mort : quatre, dans la convalescence ou
dans le cours d'une fièvre typhoïde; un, à la suite d'une affection saturnine; le septième, dans le cours d'une bronchite. Ces
observations, sauf quelques légères différences, se ressemblent
toutes dans l'ensemble de leurs caractères symptômatiques ;
elles présentent bien évidemment, ainsi que le dit M. Beau,
une maladie identique.

Je ferai remarquer que les sujets de ces observations, sont
des hommes presque tous épuisés par la maladie ou par des
excès antérieurs; que, chez trois d'entre eux, on a observé des
accès de fièvre, et que, chez le troisième surtout, les accès
étaient caractérisés par un froid algide de la chaleur et de la
sueur; qu'enfin, chez le premier et le sixième, il s'est manifesté
des douleurs rhumatismales qui ont précédé l'apparition des
symptômes de paralysie.

La première observation, publiée par M. Beau, date de 1843;
elle frappa vivement son attention par les analogies que pré-
sentait cette maladie avec la paralysie générale et surtout
encore par le souvenir qu'elle fit naître d'avoir observé anté-
rieurement des faits de ce genre.

« Je me rappelai alors positivement, dit-il, avoir vu déjà
» des malades mourir rapidement avec du délire, du bégaie-
» ment et du tremblement musculaire; mais mes souvenirs

» n'avaient rien de précis, et il me fut impossible de trouver
» dans mes notes le moindre renseignement à ce sujet. Seule-
» ment, comme on doit bien le penser, je me promis dorénavant
» d'avoir les idées éveillées sur cette singulière maladie,
» en cas que le hasard me fournît une nouvelle occasion de
» l'observer.»

Ainsi donc, dans les faits rapportés par M. Beau, il n'est pas difficile d'établir une analogie parfaite avec la paralysie générale; mais, comment, en présence d'observations si bien détaillées, du silence de l'auteur sur l'existence de phénomènes qui fussent essentiellement particuliers aux affections dites à quinquina, pourrait-on établir des rapports évidents entre ces deux genres de maladies? En d'autres termes, est-il permis d'admettre que les malades, traités par M. Beau, aient succombé à une affection qui présentât quelques analogies avec une fièvre dite à quinquina?

L'observation, en médecine, est pleine de difficultés par le nombre et la variété des détails qui s'offrent à elle. Aussi, quand nous étudions une maladie, notre esprit procède-t-il par une méthode d'exclusion, en quelque sorte intuitive, qui nous fait négliger des phénomènes à l'importance desquels nous ne croyons pas, et nous fait, au contraire, presque exclusivement, appesantir sur ceux dont l'expérience nous a déjà signalé la valeur. Si cette méthode est nécessaire, impérieuse pour nous empêcher d'enregistrer des détails inutiles et simplifier nos déductions, elle peut, cependant, avoir des conséquences fâcheuses, puisqu'elle nous enlève une partie de notre liberté et qu'elle nous empêche ainsi de saisir des phénomènes inutiles en apparence, tandis qu'une attention plus soutenue pourrait en révéler l'importance.

Il ne serait donc pas étonnant que M. Beau n'ait été frappé que par l'ensemble des symptômes qui caractérisaient l'affection qu'il a décrite et qu'il n'ait pas prêté une grande attention à des phénomènes que l'état de la science ne permettait pas de coordonner d'une manière logique. Ce qui me confirme dans cette opinion, c'est que, dans ses 2e et 4e Observations, il signale, *de temps à autre, quelques mouvements de fièvre*, et qu'enfin il est plus explicite dans la 3e Observation, dans laquelle on lit:

«Les 12, 13 et 14, le malade a, chaque soir, de violents

3

» accès, caractérisés par un froid algide, de la chaleur et de la
» sueur. »

» Les accès précédents, enrayés par le sulfate de quinine,
» tendent à reparaître de temps en temps. Le malade est dans
» un état incertain; il ne peut pas entrer franchement en con-
» valescence ; un jour il a de l'appétit et mange du vermicelle
» et même un peu de poulet ; le lendemain il est agité et a
» une anorexie complète ; cet état intermédiaire entre la mala-
» die et la convalescence dure ainsi jusqu'au **22**, jour où appa-
» raissent de nouveaux symptômes. »

Ces détails ne peuvent laisser aucun doute, ce me semble,
sur l'existence d'une fièvre périodique, et je suis convaincu
que M. Beau lui-même reconnaîtrait aujourd'hui qu'il a eu tort
de ne pas attacher à cette complication l'importance que je lui
accorde. Il faut noter encore, qu'à partir du **22**, M. Beau ne
s'occupe plus de la fièvre périodique. Toute son attention est
absorbée par le cortège des phénomènes cérébraux, et il les com-
bat par des bains, des synapismes et des potions avec du musc.
Le malade succombe le **29**.

Les faits qui précèdent m'inspirent quelques réflexions qui
tendront, je l'espère, à donner à mes opinions de nouvelles pro-
babilités.

Un hasard heureux m'a fait observer un fait inconnu ; les
circonstances au milieu desquelles je me trouve, me permettent d'établir des analogies entre ce fait et d'autres faits qui
n'avaient encore présenté aux observateurs aucune espèce de
rapport. Je cherche à coordonner mes observations, j'étudie les
auteurs, et, bien qu'aucun d'entre eux n'ait soupçonné ce qui
me paraît être une vérité, je trouve même dans leur travail des
preuves de cette vérité. Or, je le demande, cette circonstance
seule ne justifie-t-elle pas la justesse de mes opinions et ne
m'autorise-t-elle pas à espérer que je suis sur les traces de
vérités très-importantes inaperçues jusqu'à ce jour.

Mes réflexions paraîtront plus logiques encore, quand j'au-
rai très-succinctement analysé les faits déjà mentionnés de
MM. Vigla et Cossy, relatifs à des complications cérébrales
dans le rhumatisme articulaire aigu. Ces observations ne disent pas un mot ni de la paralysie générale aiguë, ni d'accès
de fièvre périodique, et néanmoins il me sera facile de supposer, avec quelque fondement, de prouver presque que leurs ma-

lades ont succombé à ce que M. Beau appelle une paralysie générale aiguë, à ce qui me paraît être une affection complexe, présentant des analogies frappantes avec les fièvres essentielles.

L'apparition brusque et imprévue de cette complication, la rapidité de sa marche toujours et promptement mortelle, l'identité reconnue par ces observateurs eux-mêmes entre cette complication, sous le rapport des accidents mortels, avec bon nombre de morts promptes, imprévues, que l'on voit survenir dans le cours d'affections diverses souvent légères, les circonstances presque identiques, au point de vue de la santé générale des malades, établissent déjà une très-grande ressemblance entre les faits propres à MM. Vigla et Cossy et ceux qu'a publiés M. Beau.

Il reste à prouver que les malades de MM. Vigla et Cossy ont manifesté des symptômes essentiels de paralysie générale. Or, pour établir ce fait, je devrais manquer de nombreux éléments, puisque les auteurs précités n'ont pas même pensé à cette paralysie en présence des symptômes graves qui se sont déroulés devant eux. Néanmoins, il me sera facile de conclure, de leurs propres paroles, que les complications qu'ils ont étudiées pourraient bien n'être qu'une paralysie générale aiguë.

Il est d'abord incontestable que la mort a été la conséquence d'accidents cérébraux. Les paroles de M. Vigla ne peuvent laisser aucun doute sur ce point.

« Nos trois malades, dit-il, ont été enlevés dans l'espace d'une
» à deux heures. Tous trois ont commencé par éprouver un
» certain degré d'agitation accompagnée, chez l'un d'eux, de
» délire et de mouvements convulsifs; ensuite, la respiration
» devint accélérée, anxieuse; le pouls fréquent, petit, irrégu-
» lier; la peau se couvrit d'une sueur abondante; l'anxiété fut
» extrême; puis les malades perdirent successivement de leurs
» forces, la peau se refroidit, et la prostration fut remplacée
» par un coma suivi de mort (1).

C'est bien là, si je ne me trompe, une des formes terminales de la paralysie générale progressive; c'est bien là surtout l'ensemble des accidents rapportés par M. Beau. Mais, dira-t-on, où trouvez-vous un symptôme pathognomonique de paralysie générale ? Je conviens, qu'étudiés isolément, aucun de ces

(1) *Loc cit.*, page 31.

symptômes ne sont particuliers à la paralysie, et on ne peut supposer l'existence de cette affection qu'en embrassant tous ces symptômes dans leur ensemble et dans leur ordre d'apparition. Ce qui augmente encore la probabilité de ma supposition, c'est ce qu'ajoute M. Vigla :

« Si le mot d'apoplexie, dit-il, s'applique assez bien à cette
» série de symptômes, pour la rapidité de leur marche et jus-
» qu'à un certain point, pour l'organe qui en est le siége, il
» ne leur convient pas aussi bien par le côté de leur évolution.
» En effet, le caractère principal de l'apoplexie, c'est la perte
» de connaissance instantanée, tandis qu'ici il y a une période
» constante d'agitation, dont la perte de connaissance, l'état
» comateux, ne sont que la terminaison et en quelque sorte la
» conséquence (1). »

Cette espèce de diagnostic différentiel résume presque une description de paralysie générale ; car, dans l'idée première que nous inspire le mot apoplexie, nous apercevons les désordres de la motilité et de l'intelligence qui sont propres également à la paralysie générale progressive , parvenue à sa dernière période. Quoi qu'il en soit, il n'est pas possible de supposer qu'on puisse trouver, dans la description des symptômes observés par M. Vigla, des symptômes pathognomoniques d'une affection qu'ils n'ont pas constatée ou qu'ils ont pu méconnaître. D'ailleurs, ils peuvent n'être pas familiers avec les observations de paralysie générale, et on concevrait, dèslors, qu'ils n'aient pas noté des symptômes, souvent passagers, et qui n'acquièrent une valeur séméiotique que pour les observateurs habitués à leurs manifestations.

Quoi qu'il en soit, les mêmes difficultés ne s'offriront pas, quand il s'agira de mettre en relief les symptômes de fièvre périodique, offerts par les malades de MM. Vigla et Cossy. Ainsi, déjà, il serait presque permis de considérer la description citée plus haut, comme pouvant très-bien se rapporter à un accès de fièvre pernicieuse. Mais on lit, à l'*Observation* n° 3 :

« La nuit du 11 au 12 fut très-agitée, avec délire ; mais, le
» matin de ce jour, l'intelligence était fort nette et les souf-
» frances du malade avaient plutôt diminué qu'empiré.

(1) *Loc. cit.*, page 31.

» Du 13 au 16, nous assistons à de semblables scènes. On
» nous parle, tous les matins, de nuits agitées, avec délire, et,
» chaque jour, nous trouvons le malade en pleine possession
» de la raison. »

Ainsi donc il semblerait, d'après ce qui précède, que
M. Vigla aurait eu son attention fixée sur cette périodicité
manifeste. Il n'en est rien cependant ; car, au lieu de continuer le sulfate de quinine et d'en augmenter la dose, il en
suspend l'emploi, et il remplace cet agent par le calomel, auquel il attribue une amélioration manifeste survenue les 17 et
18. Mais, le 19 au soir, l'interne trouve le malade peu souffrant,
respirant facilement et suant abondamment. « La nuit com-
» mence avec beaucoup d'agitation. A deux heures du matin,
» délire violent, mouvements convulsifs, plaintes inarticulées,
» respiration pénible, entrecoupée ; pouls petit, mou, irrégu-
» lier, extrêmement fréquent, sueurs froides. Mort à quatre
» heures du matin. »

L'intermittence me paraît manifeste dans ce fait, et la mort
survient précisément à la fin d'une de ces nuits agitées dont on
parlait sans cesse au médecin de la Maison municipale de
Santé. L'intermittence n'a pas été moins établie pour les autres
malades, et, malgré cela, M. Vigla se demande : « S'il faut re-
» garder, comme un simple fait du hasard, que les trois mala-
» des qui ont succombé, ont été pris tous trois, la nuit, des
» symptômes qui, dans l'espace de moins de deux heures, ont
» déterminé la mort (1). »

Je ne tirerai aucune conséquence des sueurs abondantes qui
ont été observées chez les malades de M. Vigla ; mais je ne puis
m'empêcher de les rattacher à des accès, lorsque je lis cette ré-
flexion de l'auteur :

« La production de sueurs abondantes et d'une éruption
» vésiculeuse et pustuleuse miliaire, est un phénomène com-
» mun dans le rhumatisme ; mais il a été si remarquable chez
» deux de nos malades, à une époque de l'année où la chaleur
» atmosphérique ne pouvait y contribuer, que je le crois digne
» d'être rapporté ici, ne fût-ce que pour le signaler à l'obser-
» vation ultérieure (2). »

(1) *Loc. cit.*, page 28.
(2) *Loc. cit.*, page 28.

J'attache une importance simplement relative à l'analyse comparative que je viens d'esquisser, des faits particuliers à MM. Beau, Vigla et Cossy ; mais je ferai cependant remarquer qu'il est au moins fort curieux que l'ensemble de ces faits m'aient permis de les comparer à mes propres observations, et que j'aie pu trouver, ne serait-ce même que des vraisemblances à l'appui de mes opinions.

Je n'aurais pas besoin de signaler la haute importance de mes recherches si la justesse de mes observations était sanctionnée par l'expérience. Les chances de curabilité grandiraient considérablement s'il était toujours possible de maîtriser, à leur début, les attaques de paralysie générale progressive ; car alors, débarrassée d'un élément de la maladie d'autant plus important et d'autant plus grave qu'il devient à son tour une cause active, la thérapeutique n'aurait plus à combattre que des affections que je crois être le plus souvent susceptibles de guérison.

Mais je reconnais qu'il n'y a de théories légitimes que celles qui sont fondées sur les faits, et j'avoue que ceux qui forment la base de mon travail, ne sont pas assez nombreux pour me permettre de les systématiser. J'attendrai donc d'avoir publié mes recherches sur l'étiologie et l'évolution prodromique de la paralysie générale progressive pour formuler des conclusions qui me paraissent évidentes, mais qui, aujourd'hui encore, ne sauraient imposer une conviction unanime.

Je fonde les plus grandes espérances sur les résultats des recherches qui seront dirigées dans l'ordre des faits que je signale à l'attention de mes confrères : il ne fallait rien moins que ma confiance pour avoir osé vous adresser ce travail incomplet. Mais vous me pardonnerez, Monsieur et très-honoré maître, car vous reconnaîtrez, dans mon apparente témérité, l'expression d'un sentiment de reconnaissance et le besoin d'en appeler à votre haute intelligence pour m'aider à parcourir la voie dans laquelle je me trouve engagé.

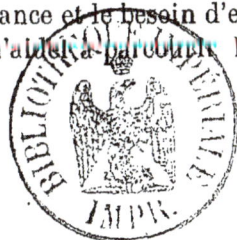

www.ingramcontent.com/pod-product-compliance
Lightning Source LLC
Chambersburg PA
CBHW071439200326
41520CB00014B/3750